CONGRÈS MÉDICAL DE LYON.

DE LA

COAGULATION DU SANG DANS LES GROS VAISSEAUX

PENDANT LA PÉRIODE PUERPÉRALE

DE L'ÉTIOLOGIE

DE LA

COAGULATION DU SANG

DANS LES GROS VAISSEAUX

PENDANT LA PÉRIODE PUERPÉRALE

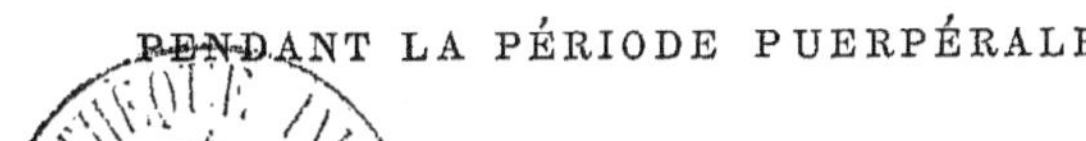

PAR

M. Th. PERRIN.

(Mémoire lu au Congrès médical de Lyon)
Le 26 septembre 1864.

LYON

IMPRIMERIE D'AIMÉ VINGTRINIER
Rue Belle-Cordière, 14

—

1864

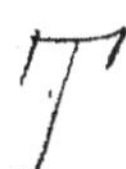

DE L'ÉTIOLOGIE

LA COAGULATION DU SANG

DANS LES GROS VAISSEAUX

PENDANT LA PÉRIODE PUERPÉRALE

Messieurs ,

Je désire fixer un moment votre attention sur un des phénomènes pathologiques du sang, de cette chair liquide qui n'exerce qu'en courant son action vivifiante, et dont la coagulation spontanée détermine la mort.

La connaissance de cet effet morbide est due aux observations simultanées des médecins et des anatomistes modernes ; ils l'ont désigné sous le nom d'embolies ; mais, jusqu'à présent, l'étiologie de cette affection nous a paru avoir fait peu de progrès. Nous nous proposons aujourd'hui d'en étudier une des catégories, celle qui nous a paru la plus fréquente et la mieux caractérisée, je veux parler des embolies qui se produisent pendant la période puerpérale.

M. Andral (1), dans son *Précis d'anatomie pathologique,* écrivait en 1829 : « *La force qui pendant la vie maintient* « *à distance les globules de la fibrine,* peut être modifiée « de telle manière que ces globules tendent à se réunir « comme ils se réunissent normalement après la mort ;

(1) Andral, *Précis d'anatomie pathologique,* t. I, 4ᵉ section. ésions du sang, 524.

« et de là résulte, pendant la vie, la coagulation spon-
« tanée du sang dans les vaisseaux ; des observations nom-
« breuses ne permettent pas de révoquer en doute la possi-
« bilité de cette coagulation. » « M. Dumas disait, dix ans
« plus tard : De la fibrine peut s'amasser en quelques cir-
« constances, soit dans les veines, soit dans le cœur ; on
« ignore la cause qui l'y concrète (1). »

Il est inutile d'énumérer ici les parties élémentaires du
sang, d'indiquer les proportions de l'albumine, du cruor, de
la fibrine et des différents sels qui entrent dans sa composition; la chimie avec ses admirables procédés a donné des
éclaircissements trop précis et trop exacts sur la réalité de
ces corps, pour qu'il soit nécessaire d'y revenir. D'ailleurs,
ces savantes analyses s'opèrent sur la mort et la mort,
comme nous venons de le voir, ne peut nous apprendre
que ce qu'elle est elle-même. Nous détournerons donc
momentanément notre attention de la composition ma-
térielle du sang, pour nous occuper du caractère des forces
qui l'animent, de la susceptibilité de cet élément mobile,
qui, depuis Moïse jusqu'à Bichat, a toujours été considéré
comme le véhicule de la vie.

Considéré dans son existence, le sang reçoit du chyle
sa plasticité, de l'air atmosphérique ses qualités vivifiantes,
et enfin de la vie personnelle son caractère et ses vertus
spéciales.

Les anciens appelaient le sang *l'âme de la chair* ; je crois
qu'on peut dire avec autant de raison : *L'esprit est l'âme
du sang*. Bichat dans ses recherches physiologiques signale
l'influence de la vie morale sur la vie organique, mais
dans ce conflit, c'est évidemment le sang, comme agent
essentiel de l'existence, qui est impressionné ; il le manifeste du moins d'une manière évidente, soit par les chan-

(1) Dumas. *Essai sur l'application de la chimie à l'étude physiologique et pathologique de l'homme*, 1838, p. 775.

Mémoire sur les polypes du cœur, par M. le docteur Leriche,
1842. Lyon, Société médicale d'émulation.

gements que les différentes affections de l'âme impriment
à la direction et à la mesure de ses mouvements ; soit
par les modifications qu'elles apportent aux sécré-
tions ; modifications qui ne peuvent provenir, comme le
fait judicieusement observer M. Andral, que d'une altéra-
ration du sang.

Les passions de la nourrice fournissent la preuve de
cette assertion ; elles donnent lieu à une série de phénomènes, dont l'itinéraire ne peut laisser aucun doute. Après
s'être infiltrées dans le sang, elles enveniment le lait, qui
à son tour trouble et compromet la santé de l'enfant qui
prend le sein.

Cette impressionnabilité du sang qui en fait comme un
miroir animé de nos passions, n'avait pas échappé aux
anciens : elle explique la prétention d'Hippocrate et de
Galien de reconnaître au pouls l'état passionnel de
l'homme. Tout ce qui se passe dans l'âme, en effet, se
manifeste dans le caractère dynamique du sang. Ces deux
pôles de l'existence sont solidairement unis par des liens
indéfectibles, quoiqu'ils soient logiquement distincts par
des natures dissemblables.

Ces vérités physiologiques sont si profondément enra-
cinées dans la croyance des peuples que dans toutes les
langues le mot sang est synonyme de vie et d'esprit : dans
le sens psychologique, il répond aux variétés du caractère,
aux défauts comme aux qualités du cœur : on dit : sang
magnanime, abject, vil. Corneille dans le *Cid*, fait dire à
don Diègue :

« Viens, mon fils, viens, mon sang, viens réparer ma honte,
« Viens me venger.

Le sang froid, calme, qui réfléchit au milieu des dangers,
a dit Virey, vient de la supériorité de la puissance intel-
lectuelle.

Dans le sens biologique, on emploie des épithètes équi-
valentes, sang riche, pauvre, vicié, corrompu : expressions

usitées dans la langue médicale bien avant que la chimie moderne en eût ratifié l'exactitude.

La médecine qui a pour objet l'étude de l'homme vivant, de l'homme composé de *nature et d'esprit*, ne doit-elle pas s'empresser de vérifier les croyances que l'unanimité des peuples a déposées dans le langage ? Ne doit-elle pas puiser dans ces archives les documents qui peuvent étayer sa doctrine, raffermir sa puissance, confirmer sa réalité ? L'autorité qu'elle possède lui vient surtout de la tradition, enseignement dont la perpétuité est le signe caractéristique du vrai ; citons d'abord ce passage de l'Ecriture : *Anima omnis carnis in sanguine est* (1). L'âme n'est point ici confondue avec l'esprit ; Moïse dit : *anima omnis carnis.* Or cette âme de la chair, dont le sang est le *substratum*, est constamment en conflit, soit avec les éléments qui concourent à son entretien et changent les qualités de sa nature ; soit avec la vie personnelle dont les révolutions exercent une si puissante influence sur ses mouvements et sa composition.

Pour se rendre compte de l'état du sang, il est donc nécessaire de se renseigner sur ces diverses causes qui modifient si profondément sa vitalité et sa constitution.

L'analyse médicale du sang nous paraît donc avoir une aussi haute importance que l'analyse chimique, puisqu'elle peut conduire à des indications tout aussi rationnelles.

Ces indications sont fournies par certains phénomènes qui démontrent l'impressionnabilité du sang par des causes physiques et morales; ainsi, certaines substances, absorbées par l'organisme, produisent des effets semblables à ceux d'une idée perçue par l'esprit ; le vin, par exemple, procure une hilarité pareille à celle que fait naître la vue d'une image ou l'expression d'une pensée burlesque.

Un événement sinistre, en frappant vivement l'esprit, peut déterminer une syncope mortelle, aussi prompte que pourrait le faire un poison subtil introduit dans le torrent de la circulation. En 1858, le docteur Théophile Thompson présenta à la Société médicale de Londres l'observation

(1) Levitic. cap. xvii, v. ii et iv.

d'une jeune femme qui, par imprudence, avait empoisonné son père. Le chagrin qu'elle ressentit de ce terrible événement, amena une mort rapide. A l'autopsie faite par Henri Marsh, on trouva pour toute altération une décomposition des éléments matériels du sang (1).

M. Lordat, dans son *Traité des hémorrhagies*, publié en 1808, rapporte, d'après Tacite, la fin tragique d'Octavie, dont Néron avait décrété la mort : les veines des bras et des jambes ayant été ouvertes, le sang figé par la terreur coulant trop lentement, *quia pressus pavore sanguis tardius labebatur*, on la mit dans un bain chaud pour hâter sa mort.

Je cite ces faits pour démontrer que toutes les causes qui révolutionnent brusquement l'existence morale, comme aussi celles qui troublent de la même manière l'ordre des fonctions physiologiques, exercent une influence directe et pernicieuse sur la constitution du sang.

Bichat attribue les syncopes mortelles à un spasme du cœur ; mais ne dépendent-elles pas plutôt de ce que le sang, brusquement troublé dans sa puissance normale, perd sa qualité vivifiante, qui se change en un principe toxique ?

Relativement aux embolies, sujet principal de ce mémoire, constatons d'abord que la période puerpérale est celle qui semble réunir les conditions essentielles à leur formation, et que dans cette période les primipares y sont spécialement exposées.

Ces faits conduisent naturellement à rappeler que dans le mariage, l'amour est le mobile qui donne au sang sa vertu fécondante ; et c'est, pour le dire en passant, une des causes probables de l'imperfection des êtres qui proviennent des unions consanguines, où l'amitié, l'indifférence, des habitudes familières émoussent l'aiguillon des désirs et affaiblissent ainsi l'énergie du principe générateur.

L'amour, en exaltant les qualités vitales du sang, répand un charme indicible sur les jours qui suivent les relations d'une heureuse alliance, temps qui a été si ingénieusement

____

(1) *Times medical.* 1858.

nommé *lune de miel*. Ce bonheur protége le phéno-
mène de la conception ; il l'entoure des conditions les plus
favorables à son développement : le cœur bat avec plus
de force, la circulation est plus animée, la face se colore,
les traits s'épanouissent, les yeux ont plus d'éclat, la res-
piration est plus active, le digestion, la nutrition et tous
les phénomènes de la sanguification s'opèrent d'une manière plus complète : la plasticité s'accroit, la constitution
s'améliore. Cette révolution est si grande qu'elle tend à faire
disparaitre ou à ralentir la marche des maladies chroniques,
et principalement les affections nerveuses, ce qui démontre
la vérité de cet ancien aphorisme : *sanguis moderator ner-
vorum.*

Dans ces derniers temps, des expérimentateurs ont
cherché à dépouiller le sang de la force qui l'anime, ils ont
attribué au système nerveux les effets que nous venons
de signaler. D'autre part, des chimistes ont prétendu que,
pendant la grossesse, le sang perdait une partie de ses
principes constituants, se rapprochait de l'état chlorotique,
et que les femmes étaient alors dans une condition ané-
mique.

Ces observations faites à l'amphithéâtre et dans le la-
boratoire sur des sujets morts, nous paraissent peu con-
cluantes : nous avons plus de confiance aux médecins praticiens, dont l'intelligence s'applique à l'interprétation des
phénomènes vivants.

Cependant, nous sommes loin de repousser les rensei-
gnements qui nous arrivent de ce genre d'investigation ;
la doctrine hippocratique n'a pas peur des faits : elle sait
bien qu'ils se relient aux lois générales de l'économie hu-
maine, et que tôt ou tard ils reprennent la place naturelle
qu'ils doivent y occuper.

Nous trouvons une preuve de cette assertion dans les
travaux d'anatomie pathologique publiés par un des savants
les plus accrédités de notre temps. « J'ai constamment
« trouvé, dit M. Cruveilhier, chez les femmes mortes dans
« les premiers jours qui suivent l'accouchement, les sinus

11

« utérins pleins de caillots sanguins adhérents, que j'ai
« souvent vu se prolonger jusque dans les veines hypo-
« gastriques. » Cette remarque a été confirmée par les observations de MM. Virchow, Robert Lee, Simpson, et
plusieurs autres.

M. Hersent, par des observations d'un autre ordre, a
reconnu qu'à la suite des fièvres qui succèdent aux couches,
le chiffre de la fibrine est en moyenne supérieur à celui du
dernier mois de la grossesse.

Les travaux de M. Beau reproduisent en tous points
ceux que nous venons de signaler.

Ces faits constatés sur le cadavre confirment trop bien
les observations faites sur le vivant pour ne pas admettre
que la plupart des accidents qui se produisent pendant la
grossesse, tels que les spasmes, les palpitations, les syncopes que l'on attribue quelquefois à la sensibilité nerveuse,
proviennent le plus ordinairement de la trop grande plasticité du sang.

Ce point nous paraissant suffisamment établi, nous allons
rechercher quelles peuvent être les causes qui favorisent
la coagulation du sang dans les gros vaisseaux, chez les
femmes récemment accouchées. Citons d'abord un mémoire
publié par la *Gazette hebdomadaire* du mois d'octobre 1858,
intitulé : *Revue clinique sur la mort subite et la mort rapide à la suite de l'obstruction de l'artère pulmonaire par
des caillots sanguins.*

Ce mémoire contient quinze faits de mort subite prove-
nant de l'oblitération des gros vaisseaux par la coagulation
du sang, dont plus de la moitié ont été observés chez
des femmes, quelques jours après le travail de l'accouchement, et le plus grand nombre chez des primipares.

Un ouvrage semblable a été publié en Allemagne par
le docteur Necker, il renferme trois observations d'oblitération de l'artère pulmonaire par des caillots sanguins,
ayant déterminé la mort subite peu de jours après l'accouchement.

Le *Brit. medical* du 30 avril 1864 renferme la description des phénomènes de l'embolisme ou de l'oblitération des artères chez une jeune femme pendant la période puerpérale.

Nous signalerons encore la mort de Madame la duchesse de Nemours, arrivée le 10 novembre 1858, peu de jours après la délivrance. Cette mort fut attribuée à l'oblitération des gros vaisseaux par des caillots sanguins.

Le professeur Rudolf Virchow, dans un mémoire remarquable sur l'embolie (1), rapporte, entre autres faits, un cas de « coagulation du sang dans les gros vaisseaux, chez une « jeune femme de vingt ans, qui quinze jours après la « naissance de son premier enfant, fut prise de dyspnée « et de douleur dans le côté gauche de la poitrine et dans « tout le bas-ventre, puis ressentit une fièvre vive, éprouva « plus tard de la toux et une expectoration muqueuse, et « mourut un mois après l'accouchement; le docteur Robert « Lee chargé de l'autopsie, trouva des caillots tombés en « suppuration dans les veines caves, iliaques et utérines. »

Le professeur Virchow, frappé comme nous de la fréquence des embolies pendant la période puerpérale, attribue la tendance de la coagulation chez la nouvelle accouchée à l'augmentation de la fibrine, et la cause déterminante à la pression qu'exerce la tête de l'enfant : hypothèse, ajoute-t-il, dont la vraisemblance s'est jusqu'à un certain point accrue depuis l'époque où M. Velpeau l'a pour la première fois signalée à l'attention. (2).

Cette explication, quoique présentée par des savants qui font autorité dans la science, me paraît peu satisfaisante. Une théorie, pour inspirer de la confiance, doit s'accorder avec l'ensemble des phénomènes, avoir avec eux certains rapports qui en montrent la filiation.

Constatons d'abord avec M. Virchow que la plupart des faits connus ont été observés pendant la période puerpérale, c'est-à-dire peu de jours après l'événement qui modifie de

(1) *Union médicale*, 4ᵉ année, avril 1860, p. 139.
(2) Velpeau, *Arch. général.*, 1824, t. IV, p. 220.

la manière la plus profonde la constitution physique et morale de la femme, développe les instincts de la vie organique, exalte au plus haut degré les sentiments de la vie personnelle ; une joie indicible succède aux angoisses de la douleur ; l'activité physiologique grandit et change de direction ; la fièvre s'allume ; les seins se fluxionnent; une nouvelle sécrétion apparaît, tend à diminuer la pléthore abdominale et sert en quelque sorte de crise à cette scène pathologique.

Nous avons peine à comprendre comment les médecins qui ont rendu compte d'accidents si terribles, si prompts et si inattendus, aient gardé un silence si discret sur les phénomènes qui ont suivi la délivrance, sur les nouveaux rapports de la mère et de l'enfant, sur la fluxion du sein et la sécrétion du lait.

On trouve dans les différents mémoires qui contiennent ces observations le tableau saisissant des signes qui indiquent le trouble de la circulation, les derniers symptômes qui annoncent une mort prochaine, on assiste à l'autopsie, on suit avec intérêt l'exploration des désordres organiques, la description exacte et minutieuse des artères oblitérées, ainsi que celle de la forme, du volume et de la consistance des caillots, mais on éprouve un désappointement complet lorsqu'on cherche à se renseigner sur les circonstances qui ont précédé l'événement.

Dans deux observations publiées par la *Gazette hebdomadaire*, on apprend, d'une manière incidente, qu'il y a eu suppression de l'allaitement. Dans la première, l'enfant était mort avant l'accouchement ; dans la seconde, l'auteur a soin de nous dire que *la mère paraissait d'une parfaite santé; une seule chose troublait son contentement, c'est que l'enfant, qui n'avait pas pu prendre son sein, prenait assez mal celui de la nourrice.*

Les autres faits cités ne contiennent aucune indication des phénomènes qui ont suivi l'accouchement et précédé la mort. Ce silence est inexplicable, surtout quand on a sous les yeux des manifestations aussi évidentes et aussi significatives que la fluxion des seins, la fièvre, la sécrétion du lait, l'écoulement des lochies, phénomènes pathogéniques dont le degré d'activité, ou la suppression, peuvent avoir des conséquences si graves.

Cette acune nous paraît doublement regrettable, elle prouve d'abord le peu d'importance qu'on accorde généralement aux symptômes nosogéniques ; elle démontre ensuite l'empire toujours croissant du positivisme, de ce système qui s'est propagé dans les sciences médicales en a altéré les préceptes, compromis l'existence, et détruit l'efficacité.

Dans les observations publiées, tout se réduit à l'énumération des signes qui annoncent la mort, à la description des désordres organiques ; on constate le fait, mais on détourne l'attention de la raison du fait.

Borner là l'appréciation d'une maladie, n'est-ce pas méconnaître les lois les plus évidentes de la physiologie ? nier l'ordre, l'intelligence, qui président au maintien, comme à la conservation de la vie ? Dans des circonstances aussi sérieuses, le devoir du médecin n'est-il pas de mentionner tous les changements appréciables aux sens, de rapprocher les désordres survenus dans l'organisme, de ceux qui ont dû exister dans une sphère plus élevée ?

Une maladie ne se déclare jamais inopinément, elle couve lentement avant de se manifester d'une manière ostensible; lorsque les premiers signes apparaissent, tout est prêt pour sa consommation ; la provocation la plus légère peut la faire éclore.

Hufeland, dont le génie interprétait si bien celui de la nature, fait judicieusement remarquer que l'état de grossesse offre une double existence signalée par l'augmentation du travail de reproduction et de sanguification : ajoutons à cela, que cette double existence persiste et doit persister après la délivrance, puisque la femme doit continuer de nourrir son enfant ; l'état reste donc le même. Mais si au moment où l'exaltation des forces animatrices est portée à sa plus haute puissance, on emploie des moyens propres à faire avorter la fluxion des seins, dans le but de supprimer

15

la sécrétion du lait, la mère se trouvant déçue dans son es-
pérance, le sang étant brusquement frustré de l'écoulement
de ses produits, ces deux causes ne suffisent-elles pas pour
expliquer et faire comprendre la révolution qui doit s'opérer
dans la vitalité du sang, en troubler l'existence, changer les
rapports de ses éléments constitutifs et favoriser ainsi sa
coagulation dans un moment surtout où la fibrine et le
cruor ont acquis des proportions qui dépassent l'état nor-
mal ?

Si, maintenant, nous rapprochons de ces faits ceux observés par M. Cruveilhier, chez les femmes qui succombent
à la suite de la fièvre puerpérale, maladie dont les signes
pathognomoniques sont l'affaissement des seins et la suppression du lait, il restera évident que les concrétions san-
guines qui se produisent dans ces deux circonstances dans
les gros vaisseaux, reconnaissent pour cause le défaut d'allaitement.

La théorie que nous venons d'exposer conduit naturellement à reconnaître, que pour conserver au sang son activité
essentielle et ses qualités animatrices, il faut laisser à l'âme
de la mère la liberté de ses mouvements, protéger ses nobles
tendances : l'amour, l'enthousiasme et le dévoûment, vertus
qui correspondent à des exigences physiologiques qu'il est
utile de satisfaire.

Ces considérations me semblent devoir corroborer les
préceptes d'hygiène et de morale qui imposent aux mères
l'obligation de nourrir elles-mêmes leurs enfants. Préceptes
rigoureux : acceptés, ils donnent la santé du corps et la sa-
tisfaction de l'âme ; répudiés, la maladie et souvent la
mort ! C'est pour ces motifs que tous les bons praticiens
conseillent de faire prendre le sein à l'enfant, au moins
pendant les deux premiers septenaires, que la mère veuille
ou non nourrir, afin d'éviter les accidents qui tendent toujours à se déclarer pendant cette période.

L'école positiviste, en détournant l'attention des relations
de causes à effets, en se bornant à la constatation des manifestations organiques, en rapportant les phénomènes de la

vie à l'arrangement des tissus et aux affinités chimiques, reste en dehors de la médecine, pour s'occuper exclusivement de l'histoire naturelle ; or, comme l'a judicieusement dit M. Guizot, *l'histoire naturelle est toute la science des époques matérialistes,* et il ajoute : *c'est là que nous en sommes.*

Malheureusement ce mode d'enseignement se propage et règne d'une manière déplorable dans la plupart des écoles ; le rationnalisme médical , tout en reconnaissant l'existence des forces animatrices, les considère comme quelque chose d'étranger à la science; le positivisme est plus radical, il les nie !

En procédant ainsi, on arrive à détruire la médecine d'une manière aussi certaine qu'on arriverait à détruire l'homme en opérant cette même séparation.

La science ainsi mutilée est privée des lumières dont elle dispose et des ressources qui lui sont acquises.

Nous nous bornons aujourd'hui à protester contre un système qui conduit d'une manière directe au scepticisme et à l'empirisme et à faire des vœux pour qu'on réédifie la science de l'homme vivant et pensant sur sa véritable base, afin de mieux faire connaître les rapports qui relient la psychologie à la biologie, et ces deux sciences à l'organisme.